www.ingramcontent.com/pod-product-compliance
Lightning Source LLC
Chambersburg PA
CBHW070437180526
45158CB00019B/1543
9781093990492